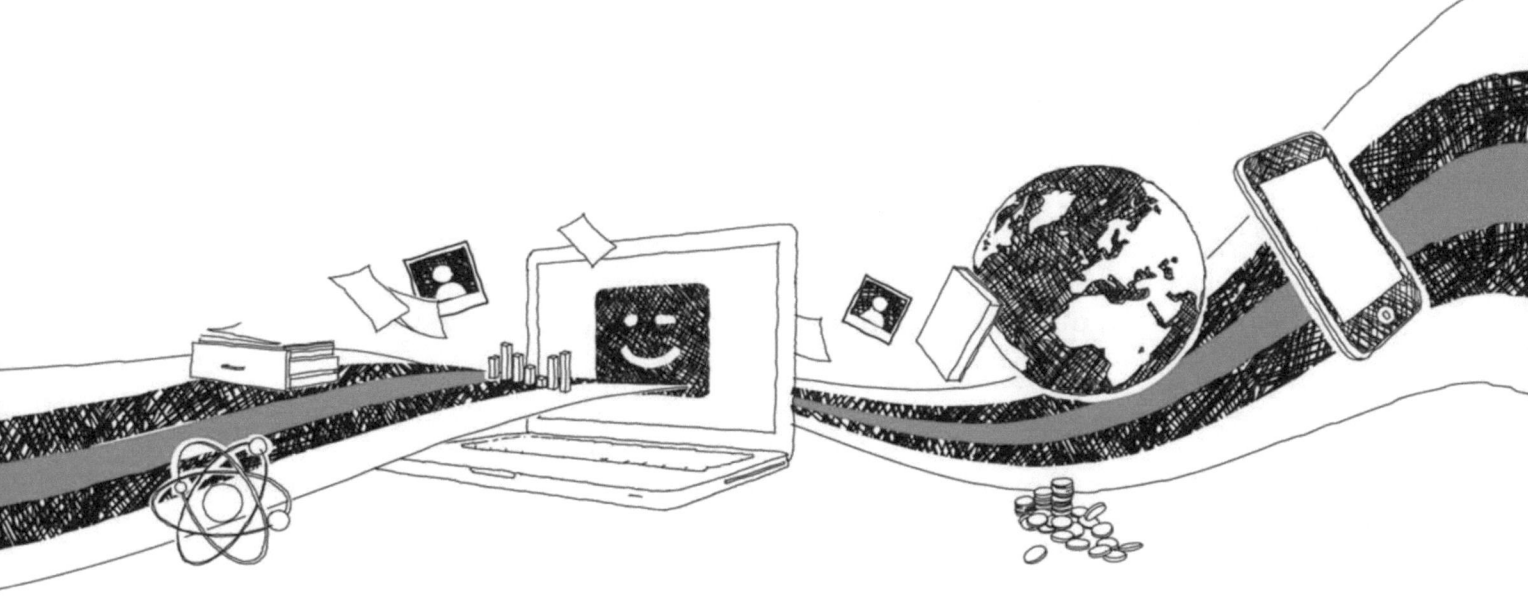
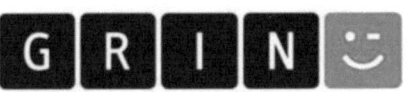

**Bibliografische Information der Deutschen Nationalbibliothek:**

Die Deutsche Bibliothek verzeichnet diese Publikation in der Deutschen National-
bibliografie; detaillierte bibliografische Daten sind im Internet über http://dnb.d-
nb.de/ abrufbar.

**Impressum:**

Copyright © 2006 GRIN Verlag, Open Publishing GmbH
Druck und Bindung: Books on Demand GmbH, Norderstedt Germany
ISBN: 978-3-640-85994-8

**Dieses Buch bei GRIN:**

http://www.grin.com/de/e-book/110279/aedl-strukturmodell-von-monika-krohwinkel

**Markus Hieber**

# AEDL-Strukturmodell von Monika Krohwinkel

GRIN Verlag

## GRIN - Your knowledge has value

Der GRIN Verlag publiziert seit 1998 wissenschaftliche Arbeiten von Studenten, Hochschullehrern und anderen Akademikern als eBook und gedrucktes Buch. Die Verlagswebsite www.grin.com ist die ideale Plattform zur Veröffentlichung von Hausarbeiten, Abschlussarbeiten, wissenschaftlichen Aufsätzen, Dissertationen und Fachbüchern.

**Besuchen Sie uns im Internet:**

http://www.grin.com/

http://www.facebook.com/grincom

http://www.twitter.com/grin_com

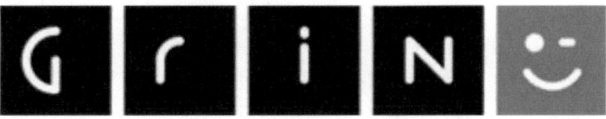

# AEDI-Strukturmodell von Monika Krohwinkel

## von

## Markus Hieber

# AEDL-Strukturmodell von Monika Krohwinkel

Arbeitspapier für den Lernbereich 1:
*Aufgaben und Konzepte der Altenpflege*
Teillernfeld 1.1: Theoretische Grundlagen in das
altenpflegerische Handeln einbeziehen
Thema der Lernsituation: „Pflegeplanung"

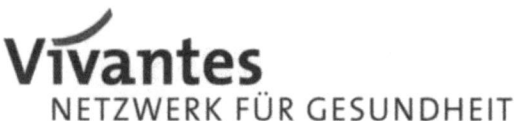

Vivantes
NETZWERK FÜR GESUNDHEIT

Institut für berufliche Bildung im Gesundheitswesen (IbBG)
Rudower Straße 48
12351 Berlin

Vorgelegt
von:
Markus Hieber

28. Juli 2006

# Inhalt

## 1. Von Maslow zu Krohwinkel

Krohwinkels AEDL-Strukturmodell hat eine Vorgeschichte, die ich im Folgenden kurz umreißen möchte:

### 1. 1. Die Bedürfnispyramide von Maslow (1954)

Der erste Wissenschaftler, der eine Strukturierung von Bedürfnissen vornahm, war der US-amerikanische Psychologe Abraham Maslow. Im Jahr 1954 stellte er die „Bedürfnispyramide" vor, also ein Modell zur Darstellung von menschlichen Bedürfnissen und Motiven. Unerfüllte Bedürfnisse sind nach seiner Ansicht nach das Motiv zum Handeln. Die Bedürfnisse unterschieden sich in ihrer Dringlichkeit. Um so tiefer das Bedürfnis in der Pyramide angesiedelt ist, desto dringender ist seine Erfüllung. Solange die Bedürfnisse einer Stufe nicht befriedigt sind, werden die nachgeordneten (= in der Pyramide höher gelegenen) Bedürfnisse vernachlässigt. Sind die Bedürfnisse einer Stufe erfüllt, kann sich der Mensch den Bedürfnissen der nächsthöheren Stufe widmen. Die folgende Grafik veranschaulicht das Modell von Maslow:

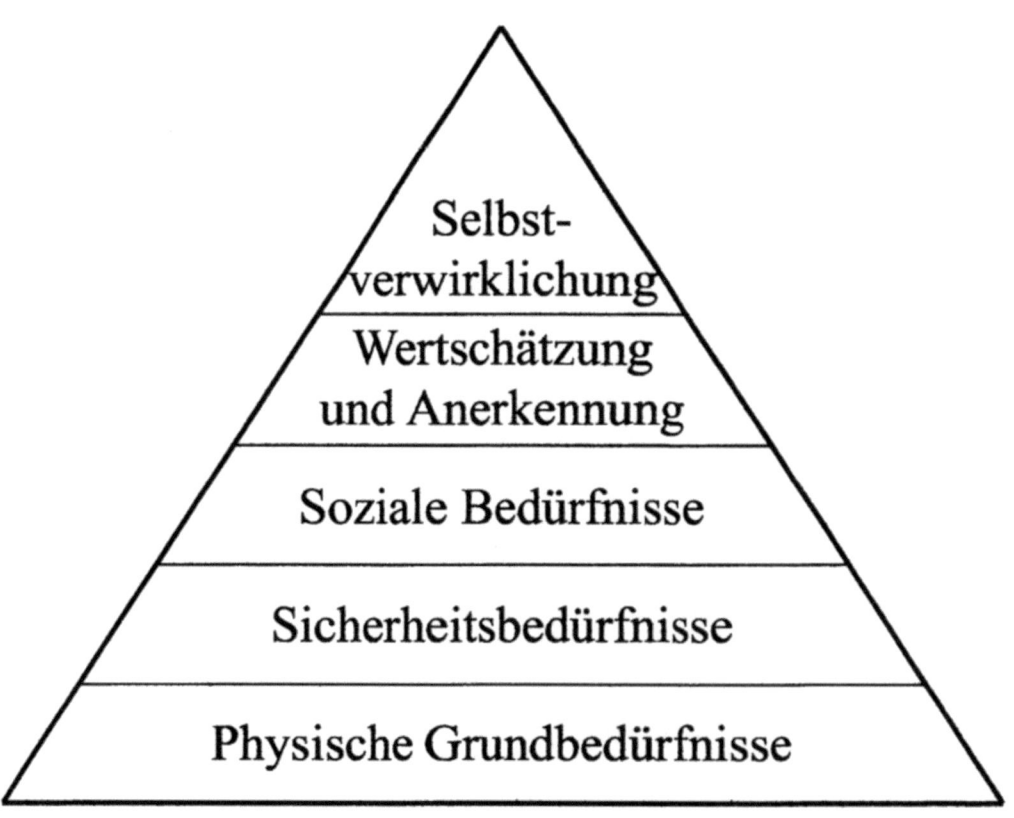

**Die Bedürfnispyramide nach Maslow:**

- Selbstverwirklichung
- Wertschätzung und Anerkennung
- Soziale Bedürfnisse
- Sicherheitsbedürfnisse
- Physische Grundbedürfnisse

(nach: http://www.altenpflegeschueler.de/Bilder/clip_image004.jpg)

Dabei sind die untersten vier Stufen Mangelmotive, während die oberste Stufe ein Wachstumsmotiv darstellt. Mangelmotive drängen den Menschen, bis das Bedürfnis ausgeglichen ist. Wer aber erst mal in den Bereich der Selbstverwirklichung aufgestiegen ist, wird nie sein Bedürfnis stillen können. Der Bedarf an Selbstverwirklichung tendiert zum Unendlichen. Nur wenige Menschen erreichen diesen fünften Bedürfnisbereich und viele Menschen leben, ohne sich selbst zu verwirklichen.

## 1. 2. Die „14 Grundbedürfnisse des Menschen" nach Virginia Henderson (1966)

Die Bedürfnispyramide von Maslow wurde für die Pflegewissenschaft das erste mal von Virginia Henderson im Jahre 1966 aufgegriffen. Sie gliederte die Bedürfnisse feiner und ließ die Hierarchisierung weg. Sie nannte 14 Grundbedürfnisse des Menschen:

(1.) normal zu atmen
(2.) ausreichend zu essen
(3.) Abfallprodukte des Körpers auszuscheiden
(4.) sich zu bewegen und eine gewünschte Stellung beizubehalten
(5.) zu schlafen und zu ruhen
(6.) passende Kleidung zu wählen, sich an- und auszuziehen
(7.) die Körpertemperatur durch passende Kleidung und Veränderungen der Umwelt in einem normalen Bereich zu halten
(8.) den Körper rein und gut gepflegt zu halten und die Haut zu schützen
(9.) Gefahren in der Umwelt zu vermeiden du zu verhindern, andere zu verletzen
(10.) mit anderen zu kommunizieren durch das Ausdrücken von Emotionen, Bedürfnissen, Ängsten oder Meinungen
(11.) seinen Glauben auszuüben
(12.) so zu arbeiten, daß man ein Gefühl der Erfüllung hat
(13.) zu spielen oder an verschiedenen Formen der Erholung teilzunehmen
(14.) zu lernen, zu entdecken oder die Neugierde zu befriedigen, die zu einer normalen Entwicklung und Gesundheit führt, und die verfügbaren Gesundheitseinrichtungen zu nutzen.
(Roth-Langhorst 720)

## 1. 3. Die „12 Lebensaktivitäten" (LA) von Nancy Roper (1976)

Die englische Pflegewissenschaftlerin Nancy Roper und ihre Kollegen übernahmen 1976 dieses Bedürfnismodell von Henderson, strafften und variierten es. Außerdem sollte das Modell nun nicht mehr nur für Patient/-innen gelten, sondern für alle Menschen. So entstanden die 12 Lebensaktivitäten (LA), die in zwei Gruppen unterteilt wurden:

| biologische Notwendigkeiten | Aktivitäten, die kulturellen und sozialen Einflüssen unterliegen |
|---|---|
| - atmen<br>- essen und trinken<br>- ausscheiden<br>- Körpertemperatur regeln<br>- schlafen<br>- sich bewegen<br>- sterben | - für eine sichere Umgebung sorgen<br>- kommunizieren<br>- sich sauber halten und kleiden<br>- arbeiten und spielen<br>- sich als Mann und Frau fühlen |

## 1. 4. Die „Aktivitäten und existentiellen Erfahrungen des Lebens" von Krohwinkel (1984)

Als die deutsche Pflegewissenschaftlerin Monika Krohwinkel im Jahre 1984 ihre erste pflegewissenschaftliche Studie durchführte, entwickelte sie hierfür das Strukturmodell „Aktivitäten und existentiellen Erfahrungen des Lebens (AEDL)". Sie übernahm die ADL von Nancy Roper, variierte und spezifizierte sie jedoch an einigen Stellen. Hier ein Vergleich der beiden Pflegemodelle, wobei die Unterschiede kursiv gesetzt wurden:

| Ropers LA | Krohwinkels AEDL |
|---|---|
| 1. für eine sichere Umgebung sorgen | 11. für eine sichere Umgebung sorgen |
| 2. kommunizieren | 1. kommunizieren |
| 3. atmen | |
| | 3. vitale Funktionen des Lebens aufrecht erhalten |
| 4. essen und trinken | 5. essen und trinken |
| 5. ausscheiden | 6. ausscheiden |
| 6. sich sauber halten und kleiden | 4. Sich pflegen<br>7. Sich kleiden |
| 7. Körpertemperatur regeln | |
| 8. sich bewegen | 2. sich bewegen |
| 9. arbeiten und spielen | 9. sich beschäftigen |
| 10. sich als Mann und Frau fühlen | 10. sich als Mann oder Frau fühlen und verhalten |
| 11. schlafen | 8. ruhen und schlafen |
| 12. sterben | |
| | 12. soziale Bereiche des Lebens sichern |
| | 13. mit existentiellen Erfahrungen des Lebens umgehen |

## 1. 5. Items bzw. Spezifika zur 13. AEDL

Zusätzlich formulierte Krohwinkel „Items", also Spezifika für die AEDLs, die den Pflegekräften das Erkennen von Problemen und Ressourcen erleichtern sollten. Im Folgenden die Items für die 13. AEDL, mit der die meisten Pflegenden Probleme haben:

*Mit existentiellen Erfahrungen des Lebens umgehen*

*Die Existenz gefährdende Erfahrungen*
- Verlust von Unabhängigkeit
- Verlust von sozialen Beziehungen (Isolation)
- Veränderungen des Körperbewußtseins
- Angst, Streß, Sorgen, Ungewißheit, Hoffnungslosigkeit
- Schmerzen
- Trauer
- Sterben
- Trennung
- Mißtrauen

*Die Existenz stützende Erfahrungen*
- Freude
- Hoffnung, Zuversicht
- Wohlbefinden
- Unabhängigkeit
- Integration
- Wiedergewinnen von Unabhängigkeit
- Vertrauen
- Sicherheit
- Sinn finden

*Erfahrungen, welche die Existenz stützen oder gefährden können*
- kulturgebundene Erfahrungen und Werthaltungen
- Weltanschauung, Religionsausübung, Glauben
- persönliche Lebenserfahrungen (Lebensgeschichte)

## 1. 6. Krankenpflegegesetz von 1985

Im Jahr 1985 wurde seitens der damaligen Bundesregierung ein neues Krankenpflegegesetz verabschiedet, dass das längst überholte Krankenpflegegesetz von 1965 ersetzte. Neu war unter anderem, dass für die Ausbildung zum/zur Krankenpfleger/-in auch Ausbildungsziele formuliert wurden. Im II. Abschnitt heißt es in § 4, Absatz 1, Punkt 1, dass die Ausbildung insbesondere gerichtet sein soll auf „1. die sach- und fachkundige, umfassende, geplante Pflege des Patienten" und „3. die Anregung und Anleitung zu gesundheitsförderndem Verhalten.

Bis dahin wurde in der Pflegepraxis noch keine Pflegeplanungen geschrieben und der Patient und seine Angehörigen kaum gesundheitsfördernd angeleitet und beraten. Damit die Krankenpflegeschüler/-innen geplant und umfassend pflegen sowie gesundheitsfördernd anleiten und beraten konnten, mußte auch die Pflegeweise in der Pflegepraxis verändert werden.

## 1. 7. Krohwinkel-Studie mit Apoplexiekranken 1988 - 1991

### 1. 7. 1. Allgemeines

Zur Etablierung von Pflegeplanung, Rehabilitation und Hilfe zur Selbsthilfe in die Pflege wurde die Pflegewissenschaftlerin Monika Krohwinkel von der Bundesregierung beauftragt, ein „konzeptuelles System zur fördernden Prozesspflege" zu erstellen und in einer Studie zu erproben. Bei der Erstellung dieses Systems konnte Krohwinkel auf bereits gewonnene Erkenntnisse zurückgreifen. Beispielsweise hatte sie bereits 1984 erstmals ihre AEDLs formuliert.

Das Pflegesystem von Krohwinkel wurde 1988 bis 1991 in einer Studie erstellt und erprobt. Die Studie trug den Titel „Der Pflegeprozess am Beispiel von Apoplexiekranken - Eine Studie zur Erfassung und Entwicklung ganzheitlich-rehabilitierender Prozeßpflege". Es handelte sich um das erste pflegespezifische Forschungsprojekt, das von einem Bundesministerium gefördert wurde.

### 1. 7. 2. Aufbau der Krohwinkel-Studie

Die Studie war in drei Phasen geteilt, in die Basisuntersuchung, die Intervention und in die Postintervention. Bei der Basisuntersuchung wurde nicht nur der damalige Forschungsstand aufgearbeitet, sondern auch eine Bestandsaufnahme der Pflege auf Station durchgeführt. Die Wissenschaftler/-innen schauten sich an, wie die Pflege im Stationsalltag von zwei ausgesuchten Krankenhäusern von statten ging. In der Interventionsphase wurde in diesen beiden Krankenhäusern das Pflegesystem von Krohwinkel eingeführt. Die Pflegenden wurden in Fortbildungen in das Pflegesystem von Krohwinkel eingelernt. In der Postinterventionsphase wurden die Patienten nach dem Pflegesystem von Krohwinkel versorgt und die Ergebnisse mit den Ergebnissen der Basisuntersuchung verglichen.

### 1. 7. 3. Ergebnisse der Basisuntersuchung

Bei der Basisuntersuchung stellten Krohwinkel und ihr Team gravierende Fehler in der Pflege fest:
1. *Unsichtbarkeit:* Bedürfnisse, Ressourcen der Patienten (!) und Ergebnisse von Maßnahmen wurden von den Pflegekräften nicht oder nur oberflächlich erkannt.
2. *Fragmentierung:* Pflege wird von den Pflegekräften in Einzelteile zerlegt und der Zusammenhang zwischen verschiedenen Problemen nicht erkannt.
3. *Diskontinuität:* Patienten werden von den Pflegekräften in unterschiedlicher Weise gepflegt und es gibt keine Beständigkeit in der Pflege.
4. *Abhängigkeit:* Die drei oben genannten Fehler fördern die Abhängigkeit der Patienten.

### 1. 7. 4. Lernstoff in der Interventionsphase

In der Interventionsphase wurden die Pflegekräfte der Versuchsstationen fortgebildet und in der Praxis in das Pflegemodell von Krohwinkel eingewiesen. Den Pfleger/-innen wurde nicht nur das AEDL-Strukturmodell, sondern auch das Rahmenmodell, das Pflegeprozessmodell, das Managmentmodell und das Modell zum reflektierenden Erfahrungslernen nahegebracht.

## 1. 7. 5. Ergebnisse der Postintervention

Krohwinkel hatte mit ihren Interventionen Erfolg:

> „Die vergleichende Analyse belegt, dass Pflegende in der Postinterventionsphase im Gegensatz zur Basisuntersuchung Probleme und Bedürfnisse von Patienten und Patientinnen nicht nur fundiert erfaßten, Zusammenhänge herstellten und Auswirkungen auf Selbstpflegeaktivitäten erkannten, sondern darüber hinaus systematisch Fähigkeiten ermittelten, rehabilitierende Pflegemaßnahmen im Pflegeplan dokumentierten und in der direkten Pflege gezielt umsetzen. Kontinuierlich wurden rehabilitierende Methoden integriert in die Pflegemaßnahmen im Zusammenhang mit Bewegen, mit Essen und Trinken, mit der Körperpflege, beim An- und Auskleiden, beim Ausscheiden." (Krohwinkel 1992)

Folgendes Beispiel soll den Erfolg der Krohwinkel-Studie illustrieren: Ein 56-jähriger Patient hat nach einer massiven Hirnblutung eine halbseitige Lähmung. Die Ärzte meinen, dass es wenig Hoffnung auf Besserung gebe. Seine Frau glaubt sogar, dass er sterben müsse. Patient hat Stimmungsschwankungen und ist depressiv. Erste eigenen Bewegungsversuche scheitern; der Patient verzweifelt. Da die PK aber merken, dass der Patient auf Ermutigung positiv ansprach, schreiben sie in die Pflegeplanung zur 2. AEDL bewegen: „Den Patienten immer wieder auf kleine Fortschritte aufmerksam machen, ihm Mut zusprechen." Bewegungsübungen werden in die AEDL Bereiche „Essen und Trinken", „Ausscheiden" und „An- und Ausziehen" integriert. Der Patient macht in der Folge zwar kleine Fortschritte. Da der Patient aber weiterhin abhängig im Bereich Ausscheiden ist, verzweifelt er: „Schwester, dass sie diese Arbeit für mich machen müssen, das ist ganz schrecklich."

Der Patient wird ermutigt: „Bald werden sie auf den Nachtstuhl können, dann wird es leichter für sie."

Doch zunächst gibt es Rückschläge: „Patient wollte auf dem Nachstuhl sitzen. Das ging aber noch nicht gut, er kippte nach links weg. Patient mußte zurück ins Bett gehoben werden, hat danach geweint."

Dann, nach ein paar Tagen, die Erfolgsmeldung: „Hat das erste mal auf der Toilette gesessen, hielt sich ohne Hilfe gerade, freute sich, dass er das erste mal normal ausscheiden konnte."

Das Pflegemodell von Krohwinkel hatte sich also in der Praxis bewährt. Daher wurde das System von Krohwinkel, hier und da modifiziert, peau-a-peau in der Pflege etabliert, und zwar nicht nur in der Krankenpflege, sondern auch in der Altenpflege. Heute ist es in der BRD das am meisten verbreitete Pflegesystem.

## 2. Funktionen der AEDL

Ich möchte im Folgenden in Listenform darstellen, welche Funktionen die AEDL alle erfüllen können und zähle damit auch die Vorzüge von ihnen auf.

1. Die Aktivitäten und existentiellen Erfahrungen des Lebens drücken die basalen Bedürfnisse des Menschen aus, ohne deren Erfüllung Menschen entweder nicht lebensfähig oder zumindest stark eingeschränkt sind.

2. Die AEDLs eine Checkliste für die Pflege („Habe ich auch an alles gedacht?").

3. Das AEDL-Strukturmodell ist ein Bestandteil eines Pflegemodells, bei der der Pflege ein besonderer Status gegeben werden soll. Pflege soll nicht länger nur naturwissenschaftlich-medizinisch sein, sondern auch die psycho-sozialen Probleme der Bewohner berücksichtigen. Die Pfleger/-innen sind nicht die Erfüllungsgehilfen der Ärzte und Ärztinnen, sondern definieren einen Bereich, der alleine ihre Domäne ist.

4. Die Pflege nach dem AEDL-Strukturmodell ist ganzheitlich.

5. Obwohl jede AEDL einzeln für sich betrachtet wird, bilden die AEDL ein Netz.

6. Die AEDLs sind ein Instrument zur Bewertung der Pflege.

7. Die AEDLs stellen eine Systematik dar, mit der sich strukturiert planen und dokumentieren läßt.

8. Die AEDLs geben den Pflegenden Kriterien an die Hand, mit deren Hilfe sie Bewohnerverhalten beobachten können.

9. Die nach den AEDL strukturierte Pflegeplanung liefert ein Spiegelbild des Bewohners. Ein neuer Pfleger bzw. eine neue Pflegerin soll nach Lektüre der Pflegeplanung ein präzises Bild vom Bewohner bzw. von der Bewohnerin haben, bevor er/sie ihm/ihr entgegentritt. Es darf zu keinen Überraschungseffekten kommen.

10. In manchen Häusern wird zwischen körperlichen und geistig-seelische AEDLs unterschieden.

11. Pflegeplanungen können auch zusammen mit dem Bewohner/der Bewohnerin geschrieben werden.

## 3. Umfrage zum Thema „AEDL" nach Monika Krohwinkel
### 3. 1. Konzept

Um herauszufinden, wie die AEDLs in der Praxis aufgenommen werden, habe ich unter meinen Kollegen und Kolleginnen im Dr. Hermann-Kantorowicz-Haus eine Umfrage veranstaltet. Ein zweiseitiger Umfragebogen wurde kreiert. Im Teil A wurden statistische Angaben abgefragt. Im Teil B ging es um das Verhalten der Pflegekräfte zur Pflegeplanung. Im Teil B waren Fragen mit „ja", „eher ja", „mittel", „eher nein" und „nein" zu beantworten. Im Teil C ging es um die Meinung der Kollegen zum AEDL-Strukturmodell von Krohwinkel. Im Teil C waren 4 Fragen ebenfalls mit „ja", „eher ja", „mittel", „eher nein" und „nein" zu beantworten. Zwei Fragen waren halboffen, dass heißt, man mußte eine Antwort hinschreiben. Bei zwei Fragen konnte man nur zwischen „ja" und „nein" wählen. Im Teil D ging es um die Identifikation mit Meinungen. Bestimmte Meinungen zu den AEDLs waren vorgegeben und die Umfrageteilnehmer/-innen waren aufgefordert, anzukreuzen, inwieweit sie sich mit diesen Meinungen identifizieren. Als Antworten standen zur Auswahl „ja", „eher ja", „mittel", „eher nein" und „nein". Im Teil 5 ging es um das subjektive Empfinden des Schwierigkeitsgrades beim Schreiben von Pflegeplanungen nach den AEDLs. Zu jeder AEDL konnte angekreuzt werden, ob die Formulierung dieses Punktes schwer, mittelschwer oder leicht fällt.

Der Fragebogen wurde an die Kolleginnen und Kollegen ausgeteilt. Die Fragebögen lagen aber auch in den Dienstzimmern der drei Wohnbereiche des Dr. Hermann-Kantorowicz-Haus aus. An den selben Orten informierten Plakate über das AEDL-Strukturmodell von Krohwinkel und erklärten den Modus der Teilnahme. An jedem Fragebogen war ein Umschlag befestigt. Die Umfrageteilnehmer/-innen wurden gebeten, den Fragebogen auszufüllen, in den Umschlag zu stecken und in eines der drei Ablagefächer in den drei Dienstzimmern abzuwerfen.

Ich muß zugeben, dass die Umfrage laienhaft durchgeführt wurde, weil mir die Grundlagen der quantitativen Erhebung und auch der statistischen Auswertung nur grob schemenhaft bekannt sind. Da es sich aber nur um eine Umfrage für ein Schülerreferat handelte, das kaum Außenwirkung hat, reichte die laienhafte Kompetenz.

### 3. 2. Gewinnspiel

Die Teilnahme an der Umfrage war an ein Gewinnspiel gekoppelt. Die Teilnehmer/-innen konnten ein Los ausfüllen, das sich auf dem Fragebogen befand. Dem Gewinner bzw. der Gewinnerin der Verlosung winkte das *Handbuch Altenpflege*. Nur 4 von 9 Umfrageteilnehmer/-innen haben auch an der Verlosung teilgenommen. Am 18. Juli 2006 betätigte sich auf meinen Wunsch hin die stellvertretende PDL und Qualitätsbeauftragte des Dr. Hermann-Kantorowicz-Hauses, Petra Behnke, als „Glücksfee" und ermittelte durch Ziehen eines Teilnahmeloses aus einem Gefäß die Gewinnerin des Preisausschreibens. Altenpflegerin Dagmar E. von Wohnbereich C war die glückliche Gewinnerin des *Handbuches Altenpflege*.

### 3. 3. Umfrageergebnis

Im Folgenden werden nur eindeutige Ergebnisse angeführt, also Antworten, die im Durchschnitt eine starke Tendenz in Richtung ja oder nein aufweisen, nicht aber Antworten, die durchschnittlich in der Mitte angesiedelt sind.

### 3. 3. 1. Rubrik B

Die Antworten in Rubrik B sind nicht eindeutig, sondern sehr durchwachsen.

### 3. 3. 2. Rubrik C

6 Teilnehmer/innen der Umfrage sind andere Pflegemodelle als das von Krohwinkel bekannt. 3 Umfrageteilnehmer kennen nur das Pflegemodell von Krohwinkel.

Bekannt sind noch folgende Pflegemodelle:

| Pflegemodell | Häufigkeit der Nennung |
|---|---|
| Orem | 4 x |
| Roper | 2 x |
| Juchli | 2 x |

4 Umfrageteilnehmerinnen machten zu dieser Frage keine Angaben.

Auf die Frage, ob es eine bessere Alternative zu Krohwinkel gibt, antworteten nur 1 Person mit ja, 4 mit nein und 4 machten keine Angaben.

Die Frage, welche positive Alternative zu Krohwinkel es gibt, wurde achtmal nicht beantwortet. Nur eine Umfrageteilnehmerin schrieb: „Weniger Bürokratie, mehr Pflege!"

Die Mehrheit der Antwortenden vertritt folgende Punkte:
● Die AEDLs von Krohwinkel strukturieren in geeigneter Weise die menschlichen Bedürfnisse.
● Ein bedürfnisorientiertes Pflegemodell erfaßt adäquat, um was es bei Pflege geht.

### 3. 3. 3. Rubrik D

Die Mehrheit der Umfrageteilnehmer/-innen *verneinen* folgende Aussage:
● „Ich schreibe bloß Pflegeplanungen, lese aber keine."

Die Mehrheit der Antwortenden vertritt folgenden Punkt:
● „Die Einteilung von menschlichen Bedürfnissen in die AEDL strukturiert meine Wahrnehmung und Beobachtung der Bewohner."

Die Mehrheit vertritt aber auch folgenden Punkt:
● „Das Verfassen von Pflegeplanungen hält mich davon ab, mich mit dem Bewohner/-innen zu beschäftigen."

### 3. 3. 4. Rubrik E

Die Formulierung der Pflegeplanung zur 13. AEDL, „mit existentiellen Erfahrungen des Lebens umgehen", wird von der Mehrheit der Umfrageteilnehmer als schwer eingestuft.

### 3. 4. Interpretation der Ergebnisse
### 3. 4. 1. Widerlegung der Hypothese

Meine Vermutung war, dass die Mehrheit der Befragten antworten würden, dass sie keine Pflegeplanung lesen und dass Pflegeplanungen lästiger Papierkram sind, die nur für den MDK geschrieben werden. Diese Annahme hat sich durch die Umfrage nicht bestätigt. Ein klares Nein wurde seitens der Umfrageteilnehmer/-innen der Aussage, „Ich schreibe bloß Pflegeplanungen, lese aber keine", erteilt. Eine Krankenschwester erklärte mir, dass sie Pflegeplanungen anderer Kollegen liest, damit sie ihre Pflegeplanungen der hausinternen Norm anpassen kann. Allerdings muß ich sagen, dass ich nie Kollegen Pflegeplanungen lesen sehe. Aber es ist anzunehmen, dass die Kollegen, die zu faul sind, fremde Pflegeplanungen zu lesen, auch zu antriebsarm sind, Fragebögen auszufüllen. Insofern ist die Umfrage nicht repräsentativ.

### 3. 4. 2. Beschreibung der Mehrheitsmeinung

Die Mehrheit der Umfrageteilnehmer/-innen sprechen sich für ein bedürfnisorientiertes Pflegemodell aus und erteilen somit interaktionsorientierten oder ergebnisorientierten Pflegemodellen eine Absage. Jene Fragen, die auf die Struktur des Modells abzielen, werden bejaht. Bei der Umsetzung des Modells jedoch ist man nicht konsensfähig und die Ergebnisse solcher Fragen, die sich auf die Effekte der Pflegeplanung beziehen, werden durchwachsen beantwortet. Die Idee, so scheint es, wird als gut befunden, auch wenn die Umsetzung der Idee in die Praxis eher mittelmäßig funktioniert.

In diesem Kontext, in der sich die Mehrheit der Umfrageteilnehmer/-innen für das Pflegemodell von Krohwinkel ausspricht - jedenfalls für die Idee - wirkt die mehrheitliche Meinung, dass das Verfassen von Pflegeplanungen die Pflegekräfte davon abhält, sich mit den Bewohner/-innen zu beschäftigen, nicht kritisch oder klagend, sondern ganz einfach sachlich: Es ist zwar gut, Pflegeplanungen zu schreiben, doch Pflegeplanungen nehmen ganz objektiv Zeit weg, in der man sich nicht mit dem Bewohner beschäftigen kann. Indes braucht das Verfassen von Pflegeplanungen nicht notwendig dazu führen, dass man sich weniger mit den Bewohnern beschäftigt. Die Qualitätsbeauftragte des Dr. Hermann-Kantorowicz-Hauses Petra Behnke schlug vor, dass die Pflegeplanung mit den Bewohnern zusammen geschrieben werden können. Das geht natürlich nur mit Bewohnern, die klar sind und sich artikulieren können.

### 3. 4. 3. Plausibilität der Umfrageergebnisse?

Die Plausibilität der Umfrageergebnisse läßt zu wünschen übrig. Denn einerseits nennen acht von neun Befragten keine bessere Alternative zu Krohwinkel, haben aber doch mit dem Anteil an den AEDLs, der von Krohwinkel selbst stammt, nämlich der 13. AEDL, „mit existentiellen Erfahrungen des Lebens umgehen", ihre Schwierigkeiten. Insofern wäre es konsequenter gewesen, wenn die Umfrageteilnehmer/-innen das Pflegemodell von Nancy Roper als bessere Alternative zu Krohwinkel genannt hätten, denn bei Roper fehlt dieser Punkt.

## 3. 4. 4. Ursache für Widersprüche

Woran liegt es aber, dass die Umfrageteilnehmer/-innen so widersprüchliche Aussagen abgaben? Vermutlich haben die Widersprüche folgende Ursachen:

I. Wissensverblassung: Die Ausbildung liegt zu lange zurück und die Erinnerung an Krohwinkels Pflegemodell und seine Alternativen ist verblasst.

II. Mangel an Reflektion: Die Pfleger/-innen schreiben und lesen Pflegeplanungen, weil sie es müssen und haben sich nicht mehr als nötig damit beschäftigt. Sie können zu keiner klaren Haltung finden, weil sie nicht genug darüber nachdenken. Der Pflegealltag stellt die Pflegenden vor so große Herausforderungen, so dass zu tiefergehenden Überlegungen keine Zeit bleibt.

## 4. Kritik am AEDL-Strukturmodell von Adelheid von Stösser

Doch obwohl sich die Teilnehmer/-innen meiner kleinen Umfrage mehrheitlich für das Pflegemodell von Krohwinkel ausgesprochen hat und das Pflegemodell von Krohwinkel sich in der Studie mit Apoplexiekranken bewährt hat, so bleiben Zweifel an der Umsetzbarkeit von Krohwinkels Konzept. So ist die Entwicklerin von Pflegestandards, Adelheid von Stösser, eine vehemente Gegnerin des AEDL-Strukturmodells und verwandter Pflegemodelle. In den beiden von Stösser vorliegenden Texten bezieht sie ihre Kritik meistens auf das ATL-Modell. Doch in Stössers Text, der unter der Webadresse http://www.pflegekonzepte.de/Hintergrund.htm zu lesen ist, wird deutlich, dass sich ihre Kritik immer auch auf die mit dem ATL-Modell verwandten Modelle bezieht: „Wenige Jahre später wurden eigens darauf abgestellte Dokumentationsformulare eingeführt, und wer noch nicht vertraut war mit der Pflegeplanung nach ATL, ADL, AL, AEDL oder einer hausspezifischen Modellvariation, wurde zu entsprechenden Seminaren geschickt."

Im Folgenden eine stichpunktartige Aufzählung ihrer Kritikpunkte:

● alternative Pflegemodelle zum AEDL-Strukturmodell wurden vor der Einführung von ATL und AEDL nicht getestet
● bisherige Erfahrungen mit ATL und AEDL wurden nicht ausreichend kritisch reflektiert
● primäre und sekundäre Symptome werden in den nach AEDL strukturierten Pflegeplanungen nebeneinander aufgelistet und gleichrangig behandelt, ohne dass eine Gewichtung zwischen wichtig und weniger wichtig stattfindet
● die Einarbeitung der neuen Mitarbeiter wird durch die Pflegeplanung erschwert, weil sich der neue Mitarbeiter erst mal in das heimspezifische Dokumentationssystem einarbeiten muß
● die sehr umfangreichen Pflegeplanungen sind schwer überschaubar

Dabei könnte man es viel einfacher haben, da sich Pflegehandlungen wiederholen. Die Probleme lassen sich nie eindeutig einem einzigen AEDL oder ATL zuordnen:

> Dabei ist es sehr viel einfacher, klarer und durchaus im ganzheitlichen Sinne möglich, jedes Pflegeproblem einfach so zu benennen, wie es normalerweise festgestellt wird: Schmerzen im ..., Angst vor ..., offene Wunde am .... Aufgrund zwanghafter Bemühungen, um eine ATL gemäße, vollständige Problemzuordnung, wirken die so entstandenen Pflegepläne mitunter sehr verkrampft, oder sie sind unvollständig, weil die Aspekte, die nicht direkt aus den ATL herausgesehen (interpretiert) werden, unberücksichtigt bleiben. (Stösser 1992, 3)

Sie kommt zu dem Schluß: „Die ATL-Orientierung bei der Pflegeplanung verkompliziert die Pflegearbeit zusätzlich, ohne dass hierdurch erkennbare Vorteile für Patient, Pflegeperson und die Krankenpflege im weitesten Sinne sichtbar werden." (Stösser 1992, 9)

## 5. Kommentar zu den AEDLs von Markus Hieber

Der folgende Abschnitt gibt meine ganz persönliche Meinung zu Pflegeplanung und AEDL wieder.

Mein erster Gedanke zum Thema AEDL war, dass Pflegeplanungen sowieso keiner liest. Pflegeplanungen werden fast ausschließlich für den MDK geschrieben, so war mein erster Verdacht.

Als ich mich aber näher mit dem Thema befaßte, stieß ich auf die Krohwinkelstudie über die Rehabilitation von Apoplexiekranken. Ich war zunächst einmal beeindruckt! Diese Studie, so schien es, beweist, dass das Pflegemodell von Krohwinkel durchaus erfolgreich ist. Das hört sich doch auch alles gut an: einer schreibt die Pflegeplanung, die anderen lesen sie und alle ziehen an einem Strang. Positive Entwicklungen werden kontinuierlich fortgesetzt und Behinderte erlangen verloren gegangene Fähigkeiten wieder zurück. Super!

Doch zurück in der Praxis bin ich mir nicht mehr so sicher. Irgendwas stimmt nicht. Die Praxis sieht anders aus. Pflegeplanungen werden allgemein als Last empfunden und die Pflegekräfte schieben das Verfassen von Pflegeplanungen vor sich hin. Selten kann man in Altenheimen beobachten, dass Bewohner verloren gegangene Fähigkeiten zurück erlangen.

Wieso aber hat das Pflegemodell von Krohwinkel in der Studie mit Apoplexiekranken so gut abgeschnitten, erweist sich aber in der Folge als so wenig effektiv?

Man muß bedenken, dass sich in der Studiensituation natürlich alle Beteiligten besonders angestrengt haben. Das Pflegemodell von Krohwinkel war neu und seine Umsetzung spannend und aufregend. Zudem bestand die Population aus Apoplexiekranken, darunter auch ein 56-jähriger Mann. Die Studie wurde also auch an Patienten erprobt, die nicht zum Klientel der Altenheime gehört. Dabei wird doch das AEDL-Strukturmodell von Krohwinkel als besonders altenheimtauglich angedient, da ja der Punkt „Mit existentiellen Erfahrungen des Lebens umgehen" enthalten ist. Es fehlen Vergleichsstudien, bei denen man die Effizienz von anderen Pflegemodellen hätte testen können.

Für mein Verständnis gibt es in der Pflege zu viel Papierkram. Nicht nur die Pflegenachweisblätter, auf denen du für jeden Bewohner pro Tag pro Aktivität Dein Häkchen machen mußt. Auch und vor allen die Pflegeplanung ist in den üblichen Ausmaßen überflüssig. Das Schreiben von Pflegeplanungen kostet viel Zeit, ist aber völlig ineffektiv. Die meisten Pflegekräfte machen ohnehin ihren eigenen Stiefel. Die Zeit reicht für viele gar nicht aus, die Pflegeplanungen durchzulesen, bevor sie das erste mal einem Bewohner entgegen treten. Welche neue Pflegekraft liest zehn Pflegeplanungen durch, wenn sie an ihrem ersten Arbeitstag um 6 Uhr auf der Matte steht und bereits um 6:15 Uhr mit einer wohnbereichserfahrenen Pflegekraft mitdackeln muß?

Pflegeplanungen machen sogar die Ressourcen zu Problemen. Denn die Ressourcen müssen ja erhalten bleiben und daher muß man sich auch dafür Pflegeziele und Maßnahmen ausdenken. So ist die Pflegeplanung ein zwanghaft gründliches Instrumentarium, bei denen die Grenzen zwischen wichtig und weniger wichtig völlig verschwimmen. Pflegeplanungen sind im Grunde genommen nur Geblase.

Wir brauchen viel ökonomischere, kürzere Pflegeplanungen, in denen nur die ganz wesentlichen Probleme aufgelistet werden und in der man nur kurz auf Standards verweist - für eine Pflege, die sich ohnehin immer wiederholt.

6. Medienverzeichnis
6. 1. Bücher

Budnik, Birgitt. (2005) *Pflegeplanung leicht gemacht. Für die Gesundheits- und Krankenpflege.* 5. Auflage. München/Jena: Urban & Fischer bei Elsevier.

Krohwinkel, Monika u.a. (1992) *Der pflegerische Beitrag zur Gesundheit in Forschung und Praxis.* Band 12 Schriftenreihe des Bundesministeriums für Gesundheit. Baden-Baden: Nomos Verlag, 1992.

Krohwinkel, Monika. (1993) *Der Pflegeprozeß am Beispiel von Apoplexiekranken. Eine Studie zur Erfassung und Entwicklung Ganzheitlich-Rehabilitierender Prozeßpflege.* Band 16 Schriftenreihe des Bundesministeriums für Gesundheit. Baden-Baden: Nomos Verlag, 1993.

Krohwinkel, Monika. (1997) „Fördernde Prozeßpflege - Konzepte, Verfahren und Erkenntnisse". *Internationaler Pflegetheoriekongress Nürnberg.* Hg. Jürgen Osterbrink Bern/Göttingen/Toronto/Seattle: Verlag Hans Huber, 1998. S. 134 - 154.

Köther, Ilka, Hg. (2005) *Thiemes Altenpflege.* Stuttgart/New York: Georg Thieme Verlag.

Menche, Nicole, Hg. (2001) *Pflege heute. Lehrbuch und Atlas für Pflegeberufe.* 2., vollständig überarbeitete Auflage. München/Jena: Urban & Fischer bei Elsevier.

Völkel, Ingrid und Marlies Ehmann. (2000) *Spezielle Pflegeplanung in der Altenpflege. Qualitätssicherung bei der stationären und ambulanten Pflege.* 2. Auflage. München: Urban & Fischer bei Elsevier.

6. 2. Zeitschriftenartikel

Roth-Langhorst, Heidelinde. (11/1996) „Von Partner und Helfern". *Altenpflege.* S. 719 - 722.

Stösser, Adelheid. (1/1992) „ATL: Pflege eines pflegebedürftigen Modells." *Deutsche Krankenpflege-Zeitschrift.*

6. 3. Websites

http://www.hausarbeiten.de/faecher/hausarbeit/pfl/20670.html am 23. 7. 2006 um 18:25 Uhr

http://www.pflegekonzepte.de/Hintergrund.htm am 23. 7. 2006 um 19:07 Uhr

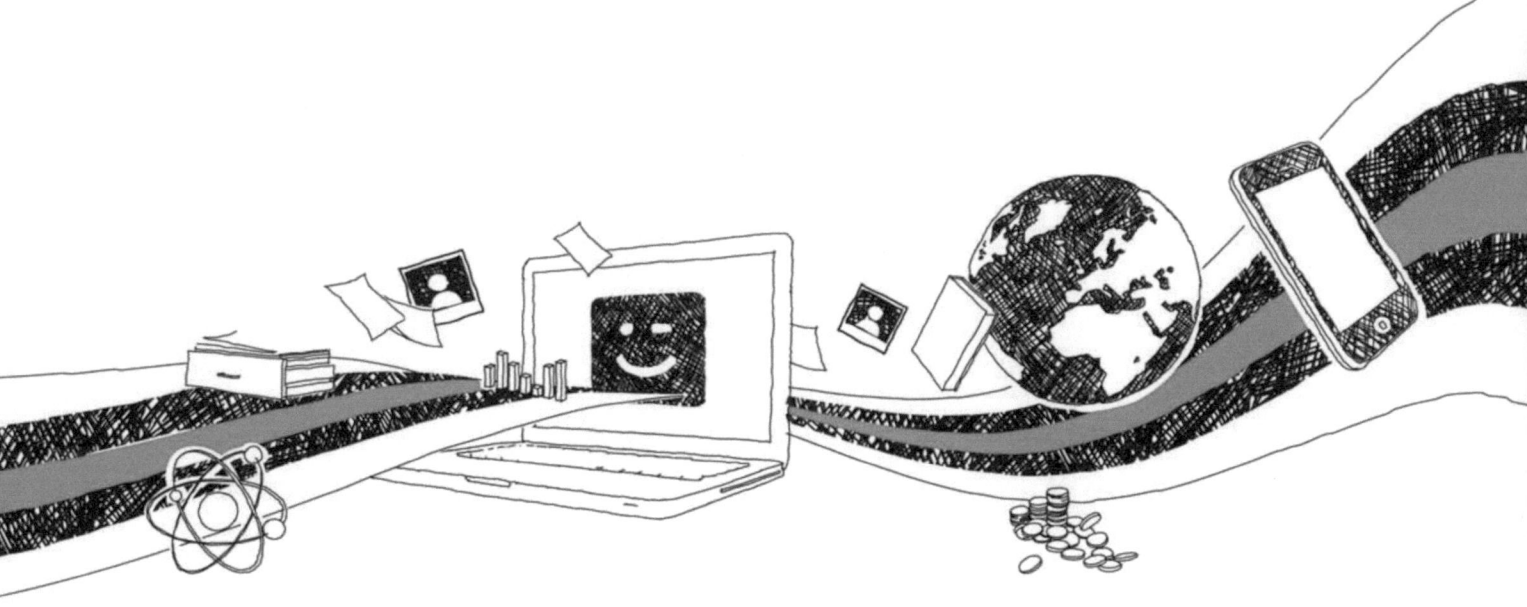
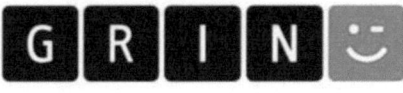